L'Installation

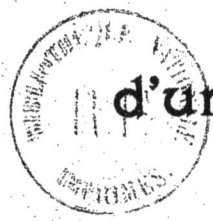

d'une Clinique

Chirurgicale

INDICATIONS PRATIQUES

SUR L'INSTALLATION HYGIÉNIQUE

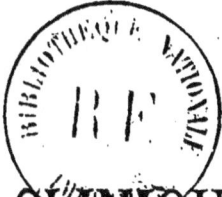

D'UNE

CLINIQUE CHIRURGICALE

Dᴿ JACQUES SILHOL

Ancien Interne des Hôpitaux de Paris

Professeur suppléant de Clinique chirurgicale et obstétricale

à l'École de Marseille

MARSEILLE

IMPRIMERIE MARSEILLAISE

39, Rue Sainte, 39

1906

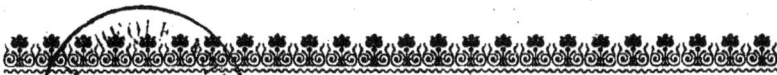

Il est de règle, actuellement, d'éviter le plus possible les opérations à domicile. A Paris, le problème est résolu d'une façon charmante pour le chirurgien : il y trouve des Maisons de Santé, où ses malades sont reçus, où il les opère dans de bonnes conditions, et ceci sans se donner le moindre souci.

En province, il n'en est pas toujours de même. Est-ce un inconvénient ? Ne vaut-il pas mieux être seul chez soi et apporter à sa guise les améliorations que l'on juge nécessaires ?

Quoi qu'il en soit, lorsque l'un de nous fait son bagage pour aller s'intaller, il est tout à fait embarrassé pour savoir comment s'y prendre. Quel plan suivre ? Quelle organisation intérieure doit-on préférer ? Il y a là une foule de détails minutieux qui animent ou rebutent, suivant le caractère.

Il est obligé de faire des voyages d'exploration pour se rendre compte de ce qui est bien, de ce qui est pratique. Il perd un temps considérable à faire cette étude préalable. C'est ce travail prélimi-naire que j'éviterai en partie, peut-être, aux collègues, en indiquant ce que j'ai fait. Le plus simple était d'utiliser largement la photographie, d'autant plus que j'avais le concours d'un véritable artiste, M. Lézer, que je remercie de sa peine.

Les conceptions — même les bonnes — ont besoin de subir l'épreuve du temps ; j'ai donc attendu un an et demi avant de faire cet exposé. Je voulais établir une Clinique complète, hygiénique, gaie : je crois avoir réussi ; on m'excusera de penser du bien de mon enfant.

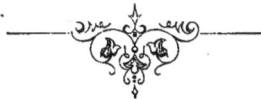

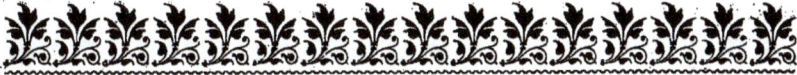

Pourquoi le Chirurgien établit-il une Clinique?

Une Clinique, ou mieux *une maison pour interventions chirurgicales*, n'est une bonne chose que si elle est capable de présenter tous les avantages que l'hôpital offre aux malheureux, sans offrir en même temps les nombreux inconvénients qu'il leur prodigue. Si sous prétexte de Clinique nous ne pouvons offrir qu'une organisation où des malades de ville sont moins bien soignés que chez eux, nous sommes coupable de le leur conseiller. Nous installons une Clinique non pas pour notre commodité, mais pour le meilleur avantage de nos malades.

Nous leur conseillons la Clinique pour trois raisons :

1° Les soins leur sont donnés mieux que chez eux, à cause du très important matériel qui est nécessaire et que nul ne peut songer à avoir chez soi. Nous y sommes, d'autre part, aidé par un personnel habitué et que nous connaissons parfaitement ;

2° Les locaux opératoires sont établis dans des conditions d'hygiène qu'il est impossible de réaliser ailleurs ;

3° Les locaux d'habitations y présentent des conditions d'hygiène supérieures à ce qui existe dans une famille.

Il existe enfin une dernière raison pour engager nos malades à venir dans une Clinique : c'est un argument d'ordre psychique.

Le chirurgien, chez lui, exerce sur ses malades une action infiniment plus persuasive qu'ailleurs. Le malade hors de chez lui modifie son caractère, il se domine mieux, il fait des frais pour ce nouveau milieu qui ne le connaît pas sous un jour grinchu. Et c'est lui qui profite le premier de cette heureuse dissimulation. Il est soustrait à l'influence souvent déprimante de l'entourage, il n'a pas à écouter ces délicieuses conversations d'amis ou d'amies lui donnant très légèrement de détestables conseils, l'obligeant, en tous cas, à faire effort pour ne pas les suivre. D'autres l'épouvantent aimablement, en cherchant tous les vieux souvenirs opératoires un peu saillants, fâcheux ou même heureux.

En fait, nous avons vu souvent des malades découragés, déprimés, reprendre, à la Clinique, une énergie d'esprit très favorable aux suites opératoires : le séjour a guéri aussi complètement le physique et le moral.

C'est que dans une Clinique conçue, exécutée, fonctionnant sous l'impulsion d'un chirurgien qui ne dédaigne pas entrer dans les plus petits détails d'organisation, tout, situation, mobilier, personnel, appareils — même la couleur des chambres — concourt à un seul but : la guérison du malade; celui-ci en a conscience ; il a confiance.

Et voilà pourquoi nous avons adopté le type de petite Clinique intime et avons absolument proscrit tout ce qui peut donner à une installation de ce genre l'allure d'un hôpital.

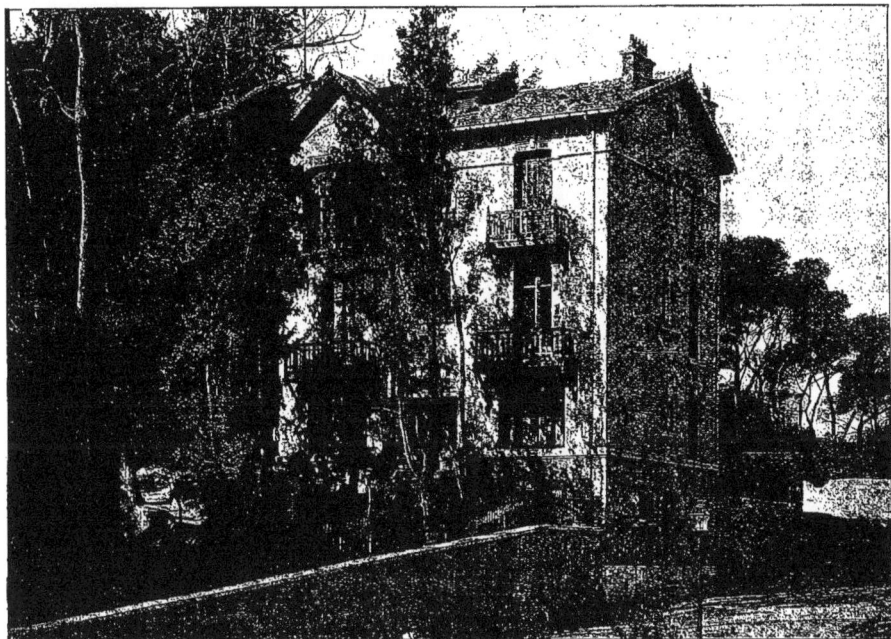

Clinique chirurgicale (façade au midi).

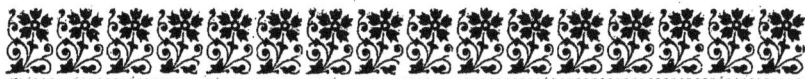

Où placer une Clinique chirurgicale ?

Pour placer une Clinique où l'on veut, le moyen le plus simple est de l'y construire et je veux commencer par un conseil que je crois pratique : Il faut autant que possible faire neuf. Ce n'est que de cette façon que l'on peut avoir facilement une Clinique d'aspect agréable et aménager pratiquement des salles d'opération largement éclairées. Si on veut aménager un immeuble, autant vaut le reconstruire en entier; raboter tous les plafonds, remplacer par du grès tous les parquets, remplacer partout les plinthes en bois par des gorges, cloisonner et percer des fenêtres pour donner à chaque chambre son cabinet de toilette, tout démolir pour établir les siphons des pièces, le passage des tuyaux de vapeur et de l'énorme canalisation de gaz, d'eau, d'éclairage, de vidanges, changer ou enlever tout ce qui est boiserie, raboter tout ce qui est moulures. Voilà, en effet, des modifications générales qu'il faudrait adopter.

Ce n'est que par toutes ces pratiques que l'on peut avoir la Clinique très claire, très gaie, très propre.

Il ne faut chercher à faire ni un immeuble somptueux ni un hôpital. Nous voulons seulement grouper à portée du chirurgien tout le matériel nécessaire pour opérer, pour préparer les malades et leur permettre de passer aussi hygiéniquement et gaiement que possible les quelques jours qui précèdent et suivent cette intervention qui les émeut très justement. Donc autant que possible faire neuf; cela nous permettra, entre autres choses, de placer la Clinique où nous voulons.

Où placer une maison d'opération?

A la portée du chirurgien. Les avantages d'un voisinage immédiat sont énormes pour le chirurgien et pour le malade.

A moins de raisons spéciales, le chirurgien ne doit pas habiter le même local que ses malades. Nous ne sommes pas des saints, nos malades nos plus ; il ne faut pas que le chirurgien s'use dans un contact perpétuel avec eux, il lui serait impossible de garder une liberté d'esprit complète : on ne peut être à la fois savant, régisseur, infirmier et opérateur : autant d'attributions qui exigent des qualités spéciales sinon opposées.

Mais, par contre, il doit habiter tout près de sa Clinique de manière à en être pour ainsi dire l'interne. C'est là un moyen de pouvoir bien suivre ses malades ; il y a d'abord des raisons de fatigues physiques qui font que, en pratique, quand on a vu deux fois par jour ses malades s'ils sont à l'autre bout de la ville, on trouve la fréquentation suffisante comme dose habituelle ; et de plus nombreuses visites deviennent exceptionnelles.

Si les malades habitent, au contraire, en face de notre domicile ou au bout de notre jardin, nous pouvons aller les voir à n'importe quel moment et, quand on a un malade grave, inquiétant, on est très heureux de l'avoir sous la main. Ce voisinage permet une surveillance efficace du personnel. Celui-ci se sent soutenu pour l'exécution des prescriptions ; il est fortement encouragé à suivre intégralement les ordres reçus en particulier pour la marche de la stérilisation. Supposez le personnel le plus parfait du monde, votre voisinage sera pour lui une satisfaction et un encouragement de penser que vous pouvez à chaque instant vous en rendre compte. Et ceci jour et nuit.

Donc, la Clinique doit être non chez vous mais tout près, vous devez pouvoir vous y rendre à n'importe quel moment, dans la tenue de chez soi, hiver ou été.

Choisissons autant que possible un quartier un peu écarté, du bon air, et surtout une bonne exposition : une Clinique doit être gaie. Nous verrons qu'il faut s'en souvenir dans tous les détails ; il importe, bien entendu, d'en tenir compte dans le choix de l'emplacement.

L'emplacement choisi m'a permis d'avoir deux entrées : une sur la rue latérale, réservée aux malades et au personnel, et une autre réservée au chirurgien, ce qui lui permet de se rendre de son domicile au laboratoire par le jardin.

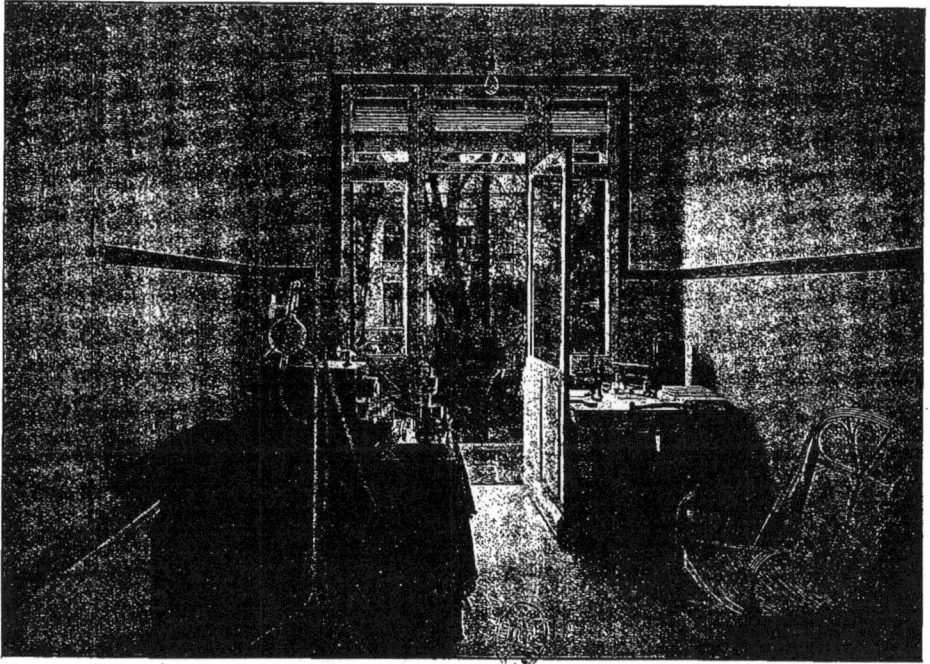

Laboratoire et salle de radiographie (dans le fond, le domicile du chirurgien).

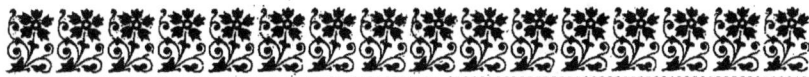

Plan général

~~~~~~~~~~

Doit-elle être grande ou petite ?

Chaque procédé a ses avantages : grande, elle rappellera davantage l'hôpital ; elle permettra au chirurgien d'avoir des malades de toutes conditions : cela pourra même être pour lui une nécessité. Toutes mes préférences sont pour la Clinique petite, confortable, où le malade le plus susceptible ne se sent pas dépaysé, où il a la sensation que l'installation dont il bénéficie a été faite pour lui, au lieu d'avoir celle qu'il vient contribuer à assurer le fonctionnement d'un petit hôpital. Je trouve la petite Clinique plus familiale, elle est plus facile à surveiller ; elle est un excellent outil entre les mains du chirurgien, au lieu d'être un despote qui domine sa vie.

Mais qu'elle soit petite ou grande, elle réclame toujours les mêmes dispositions essentielles, et la seule différence portera sur le nombre des lits.

Il faut dans une Clinique les aménagements suivants :

Le laboratoire du chirurgien. — C'est l'endroit où il est chez lui. Nous n'avons pas la prétention d'y faire mal des études bactériologiques et anatomo-pathologiques qui peuvent être faites très facilement loin de chez nous et qui seront beaucoup mieux exécutées par des spécialistes qui se consacrent exclusivement au microscope. Mais il est très intéressant d'y pouvoir faire des examens hématologiques. Ceux-ci doivent être faits par le chirurgien lui-même, à la minute, sur place, et on sait l'importance que nous leur avons donnée en particulier pour le traitement de l'appendicite et le pronostic des états post-opératoires.

Nous y pratiquons aussi la radioscopie. Quand nous avons besoin d'une radiographie savante, nous nous adressons à des radiographes qui font infiniment mieux que nous-même, mais pour les fractures, pour les corps étrangers, toutes les fois enfin qu'un renseignement radioscopique est réclamé d'urgence et peut être donné ainsi très facilement, notre installation nous est très précieuse. Elle permet d'ailleurs éventuellement à un spécialiste de venir opérer chez nous.

Notre installation, aussi simple que complète, a été faite sur les conseils de M. Vaillant, le très distingué radiographe de Lariboisière. Interrupteur et bobines Ducretet, ampoules Dressler.

La salle de bains. — Notre salle est exclusivement une salle de bains et pas du tout une salle d'hydrothérapie. La maison est une maison d'opération, pas du tout une maison d'hospitalisation, et nous n'avons jamais eu besoin que de donner des bains aux malades avant ou après intervention.

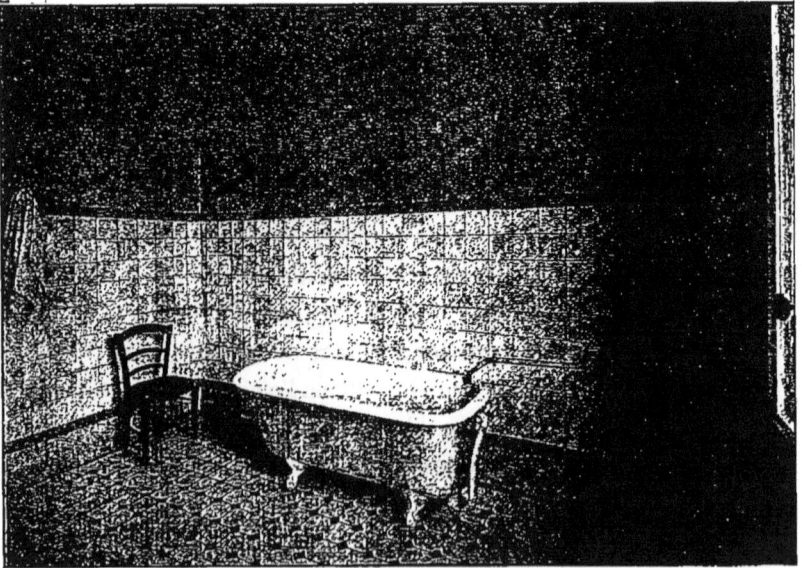

Salle de bains

Il est plus pratique, à notre avis, que le chauffage des bains soit indépendant et ne soit branché ni sur le chauffage général, ni sur le chauffage des appareils de stérilisation.

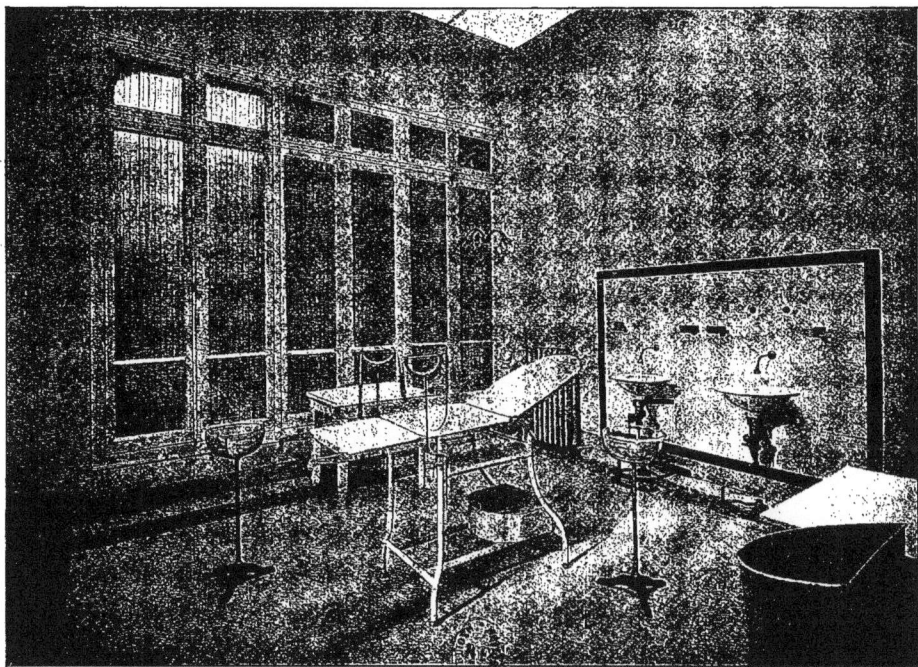

Salle d'opération (prise de la salle d'anesthésie).

Le logement du personnel, la salle de bains, la salle de consultations sont situés au rez-de-chaussée de l'immeuble.

Un monte-malade, permettant l'ascension des malades couchés sur un chariot, dessert tous les étages. C'est un instrument indispensable. Le transport des malades endormis ou non, d'un étage à l'autre dans un escalier, est, sans lui, une exercice de gymnastique très défavorable et souvent pénible pour tous.

Les chambres de malades sont principalement situées au premier et de préférence au midi, nous verrons, plus loin, dans quelles conditions elles doivent être établies.

La salle des machines doit être aussi à l'écart que possible. Sans doute, les malades, les amis seraient tous désireux de les visiter et de les tripoter ; le chirurgien qui a consacré à cette installation tous ses soins serait parfois très fier de montrer l'importance qu'elle a : tout ceci est secondaire, la salle des machines est un sanctuaire qui ne doit pas être près de la circulation ; comme il s'y développe une température considérable, il y a avantage pour l'été à la placer à la partie supérieure de l'habitation. Elle sera de plus éloignée des chambres de malades : la stérilisation se fait avec un certain bruit, il est inutile de les en faire profiter.

Salles d'opération. — Il en faut deux : une pour les pansements, les opérations septiques, et une pour les opérations aseptiques. Elles doivent être, d'ailleurs, aussi bien aménagées l'une que l'autre : nous y reviendrons en détail.

J'insiste sur ce fait, qu'il en faut *deux* : j'ai entendu un père de famille, un confrère, dire, en parlant d'une installation où il existait une seule salle : Je ne veux pas y faire opérer mon fils, j'ai chez moi un cabinet de toilette parfaitement libre, propre, installé d'une façon moderne où il n'y a jamais eu ni malade, ni pus, pourquoi voulez-vous que j'aille lui faire ouvrir le ventre dans une salle où quelques jours avant une opération purulente, un pansement septique auront été, peut-être, pratiqués ? Il avait raison ; il faut deux salles d'opération. Et une troisième salle qui serve pour l'anesthésie, pour les petits accessoires : armoires à instruments, chauffe-linge, bouilloir, qui ne doivent se trouver ni dans l'une ni dans l'autre salle.

L'éclairage doit être électrique. L'acétylène peut donner de l'odeur et peut effrayer les malades ; il est aussi dangereux, aux yeux de certains, de mettre du gaz dans les chambres ; nous ne parlons pas du pétrole. Reste l'électricité. A Marseille jusqu'à présent tout au moins, il n'y avait pas de courant pour les particuliers. Les collègues ne seront donc jamais plus mal partagés que je ne l'étais. Il est très pratique de fabriquer soi-même l'électricité. Cela n'a que l'inconvénient d'exiger une mise de fonds importante. Un moteur de 8 chevaux, une batterie d'accumulateurs de 180 ampères me permettent, avec un employé attentionné, de ne jamais m'occuper de la question électrique, tant pour l'éclairage que pour la radiographie.

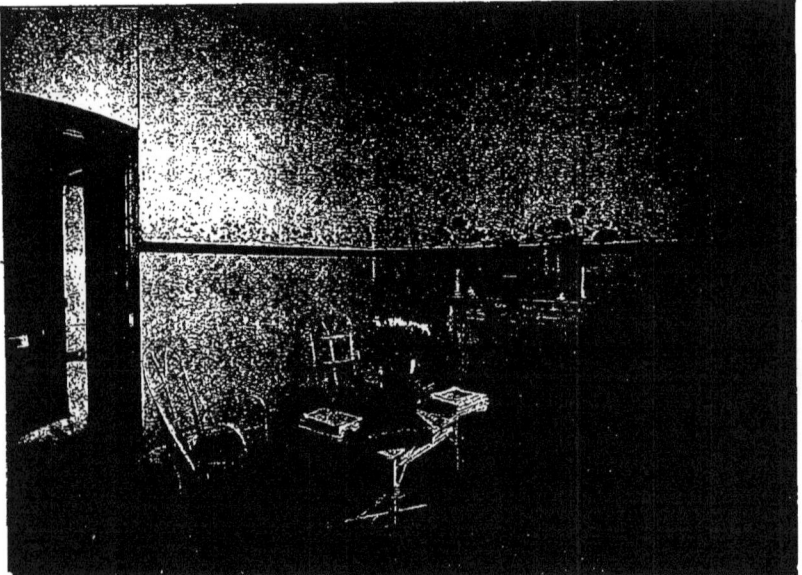

Salle d'attente

Le chauffage est assuré à la maison d'opération de deux manières. Les chambres possèdent chacune *un radiateur* et *une cheminée à bois*. La chaleur est amené aux radiateurs par de la vapeur à basse pression : la chaudière est au sous-sol. Le tout fonctionne très heureusement.

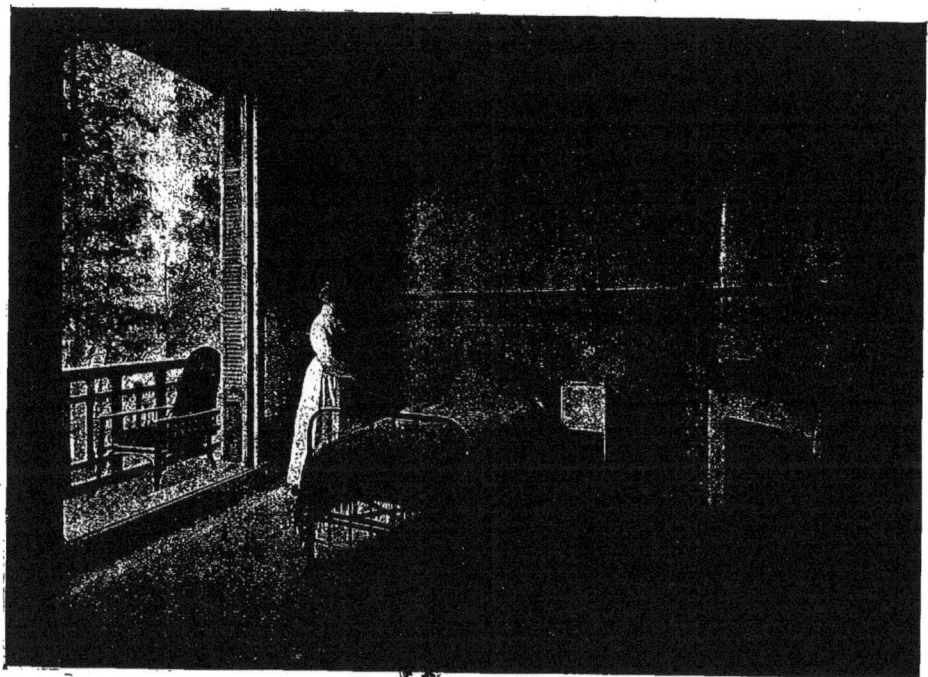

Chambre de malade (vue prise de la porte).

Un dispositif spécial que nous étudierons plus loin assure aussi, aux salles d'opération sans cheminée, ni appareil spécial, un chauffage indépendant ou non, à volonté, du chauffage par la chaudière générale.

J'ai cru devoir mettre dans chaque chambre de malade un petit téléphone communiquant avec la salle où se tient de préférence le personnel et qui communique téléphoniquement avec mon cabinet, mais cette installation en pratique est superflue. Le téléphone de la ville aboutit directement à mon domicile.

Enfin, j'ai cru devoir prendre, au sujet de la construction même, une série de *précautions hygiéniques* que je crois devoir recommander.

Tous les planchers sont en *ciment armé*, de même que les gros murs intérieurs : cela évite les nids à microbes que peuvent offrir les ravoirages, les cannisses et autres éléments des planchers en bois ou fer. En même temps c'est une excellente précaution contre le feu : la cage de l'escalier, lui-même en pierre, est limitée des deux côtés par du ciment armé.

Les portes, les fenêtres ont en leurs *moulures* tout à fait simplifiées : on n'a toléré que le biseau simple.

J'ai absolument rejeté les tubes ou *cheminées à linge sale* : elles ne sont pas toujours facilement nettoyées et peuvent être un véritable centre d'infection. Par contre, toutes les pièces ont un siphon pour l'évacuation isolée des eaux du nettoyage.

Quelques autres détails seront donnés à propos des chambres.

En résumé, le chirurgien doit se préoccuper soigneusement, dans la construction de sa maison d'opération : qu'il n'y ait aucun endroit qui ne soit naturellement accessible et nettoyable, et que l'air et la lumière pénètrent largement partout.

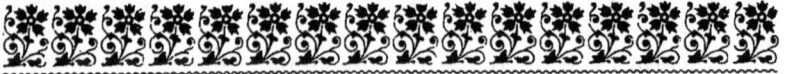

Le Personnel de la Clinique

Il ne faut prétendre installer une clinique que si l'on peut compter sur un personnel hors ligne.

Il m'est très difficile ici de donner des indications sur le nombre, sur les différentes affectations des membres du personnel. Tout ceci dépend d'ailleurs, beaucoup moins du nombre des chambres, du degré de complexité de l'organisation d'une Clinique que du plan général et des facilités qu'il donne au personnel. Telles qu'elles sont comprises ici, les différentes pièces exigent pour leur entretien un personnel minimum ; les petits téléphones, monte-plat, monte-malade, l'éclairage électrique, le chauffage général simplifient beaucoup le service ; de même, le fait d'avoir placé le logement du personnel au centre même de l'immeuble.

D'ailleurs, *un personnel ne s'improvise pas* : il faut une réelle expérience pour savoir donner les petits soins aux opérés. Le dévouement aux malades n'est pas un vain mot. Et ceux qui ont été soignés à la Clinique prononceront sûrement ici les noms que je ne peux pas écrire.

Je veux aussi rendre ici hommage aux Dames de l'Espérance qui nous donnent leur concours si recherché : je leur en ai, pour mes malades et pour moi-même, une profonde reconnaissance. Ici encore, je ne puis écrire tout ce que je voudrais proclamer.

La disposition générale que nous avons adoptée du voisinage immédiat de la maison d'opération et de celle du chirurgien mettant en relations constantes celui-ci avec son personnel, est extrêmement heureuse et nous ne saurions trop la recommander aux collègues. Elle est indispensable si le personnel est moyennement expérimenté.

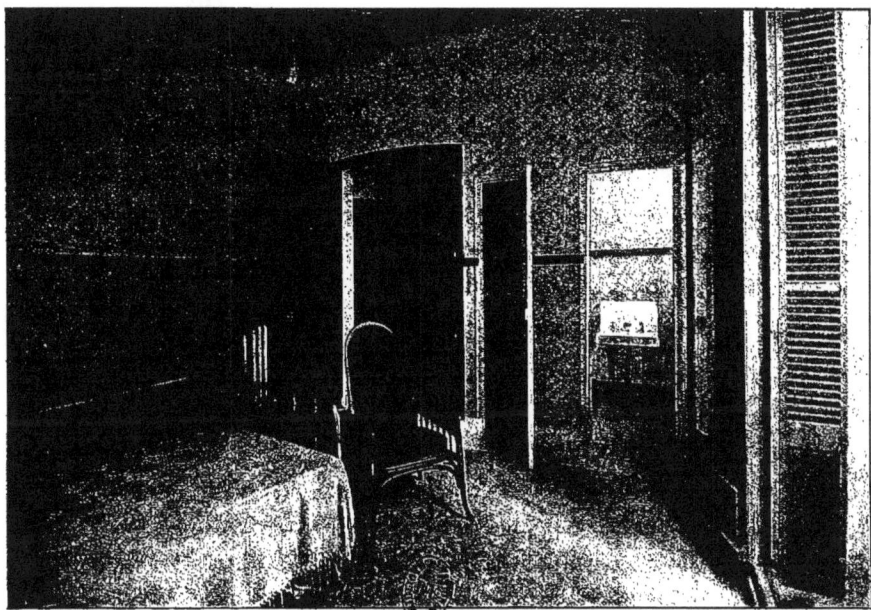

Chambre de malade (le tambour, l'armoire, cabinet de toilette).

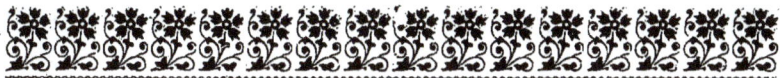

La Chambre du Malade

~~~~~~~~~~

J'ai toujours été très étonné, pendant mon internat à Paris, de la composition des chambres dans des maisons de santé des mieux connues : un lit avec, le plus souvent, un excellent sommier à soufflet, des fauteuils rembourrés, un parquet et quelquefois des carpettes, du papier sur les murs, une armoire à glace, une commode, et il m'était répété par le personnel le plus expérimenté et le plus intelligent : Nous ne pouvons pas faire autrement, les malades veulent se trouver un peu comme chez eux et la seule chose, d'ailleurs, qui joue un rôle dans le choix des chambres, c'est la couleur et le dessin du papier de tenture. Muni de ces renseignements, j'ai fait établir des chambres dallées en grès, de dessin gai et ripolinées entièrement depuis la gorge en grès qui se raccorde au mur sans saillie jusques et y compris le plafond ; pas une moulure. A mi-hauteur des murs, une cimaise plate en pitchpin verni le long de laquelle court un petit dessin destiné à occuper et fixer les yeux du malade destiné à l'immobilité absolue. Les portes sont en pitchpin verni parfaitement lavables et le menuisier est arrivé à supprimer partout les moulures sans choquer l'œil, au contraire.

Comme meubles : il n'y en n'a pas un qui ne puisse être absolument nettoyé et stérilisé. Comme fauteuil, un modèle du Bon Marché à dossier inclinable à volonté, dont les coussins en crins sont parfaitement stérilisables ; comme armoire à glace, une armoire dans l'épaisseur du mur à tablettes de verre, ripolinée. Pas de commode. Dans le tambour de chaque pièce se trouve une armoire à vêtements et objets divers, ripolinée, sans angles qui tient lieu de commode. Une table à dessus de marbre. Il y a une cheminée du côté nord de chaque pièce et un radiateur de chauffage à la vapeur. Une table de nuit en fer et porcelaine et galerie en nickel à parois toutes mobiles. Ces tables ont été établies sur le modèle de l'Assistance publique à Paris.

Chaque chambre présente son cabinet de toilette avec revêtement de faïence aux points utiles et lavabo américain émaillé, nettoyable aussi bien dessus que dessous, distribuant par un robinet l'eau froide par l'autre, l'eau bouillie ou chaude venant de la salle d'appareils. Chaque cabinet de toilette a une fenêtre, chaque tambour est clair. Le nettoyage de ce petit groupe se fait à l'eau et un siphon habituellement dans le cabinet de toilette permet l'évacuation de l'eau du sol, sans que l'on soit exposé à traîner dans les vestibules les eaux sales d'une pièce contaminée.

Les pièces au midi ont un balcon donnant sur un jardin au soleil l'hiver, ombragé l'été, et de dimensions à contenir pratiquement une chaise longue.

Un petit téléphone met en communication constante le malade et le personnel. Celui-ci est en communication téléphonique avec mon cabinet chez moi, et je communique de même avec la ville. Il est à remarquer que le personnel des cliniques a peu de sympathie pour toute ligne téléphonique directe avec la ville. Éclairage électrique commandé soit de l'entrée, soit du lit du malade, une prise de courant à la tête de chaque lit.

Une question qui a l'air puérile et qui est énorme, est celle du lit.

Il ne faut pas qu'un lit soit trop large sinon le malade est très difficile à remonter et à soigner. Il ne faut pas dépasser 1^m,10 ou 1^m,15, et encore le personnel expérimenté donne 1 mètre seulement comme bonne largeur.

Quant aux sommiers métalliques, il en est de détestables. Il en est d'assez bons ; les mailles losangiques ont été adoptées par l'Hôpital Pasteur, mais dans le lit dit Pasteur les côtés sont rigides : on en fait à bords élastiques. Ceux-ci sont vraiment bons — appréciation suite d'une série d'expériences personnelles. — J'ai vu *des malades*, les trouver *très bons* après deux mois de lit... Je crois que les sommiers

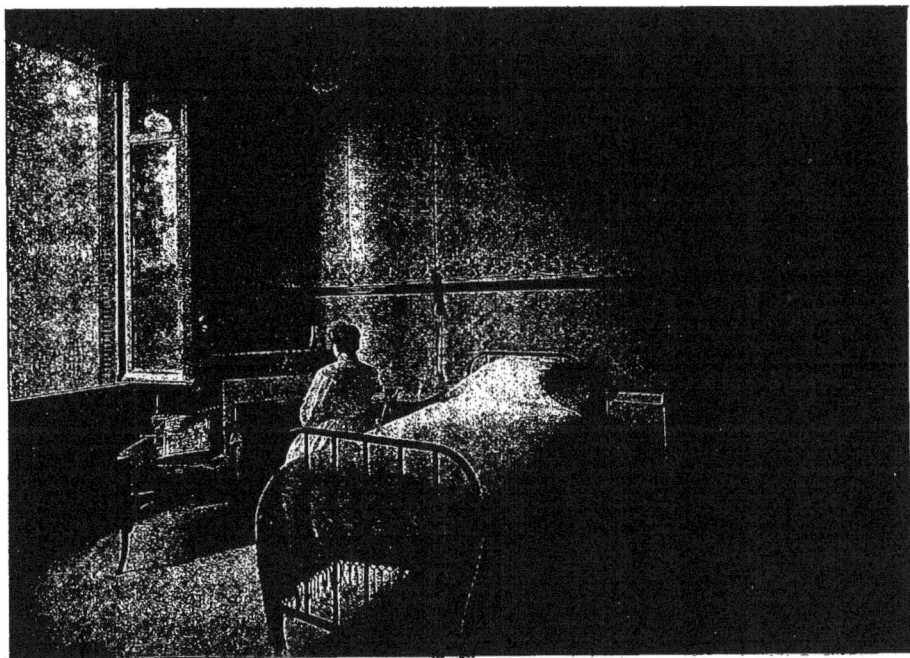

Chambre plus simple

habituels à élastiques, non métalliques, sont les meilleurs, mais ils sont sales et la différence de confortable avec le modèle que j'indique n'est pas sensible. Des malades m'ont annoncé qu'ils ne s'habitueraient pas au sommier métallique : aucun qui n'ait été absolument satisfait du modèle.

Il est bon d'avoir quelques chambres plus modestes d'apparence. Au fond, il ne saurait y avoir de différence bien appréciable dans leur organisation ; il faut toujours le cabinet de toilette, le chauffage, l'électricité, le téléphone ; une différence dans le dessin du grès, dans le confortable des armoires, dans l'exposition et les dimensions est le seul point tout à fait de second ordre, bien entendu, qui permet d'établir des catégories.

Un point très important aussi est l'isolement des chambres des malades. Il faut que chaque chambre soit isolée de la chambre voisine soit par un corridor, soit par un cabinet de toilette. Il faut de même éviter que la porte donne directement sur un vestibule ; il faut un tambour, ceci est important pour le bruit, pour les courants d'air et enfin pour que le malade ait la sensation du chez soi où un regard indiscret ne peut fortuitement se glisser.

Il y a là une petite difficulté d'exécution, d'autant plus que le chariot doit entrer et sortir sans encombre. C'est l'affaire de l'architecte : encore faut-il le prévenir.

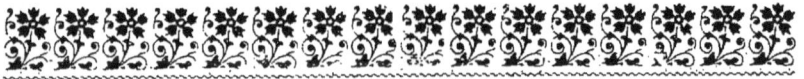

Les Salles d'opération

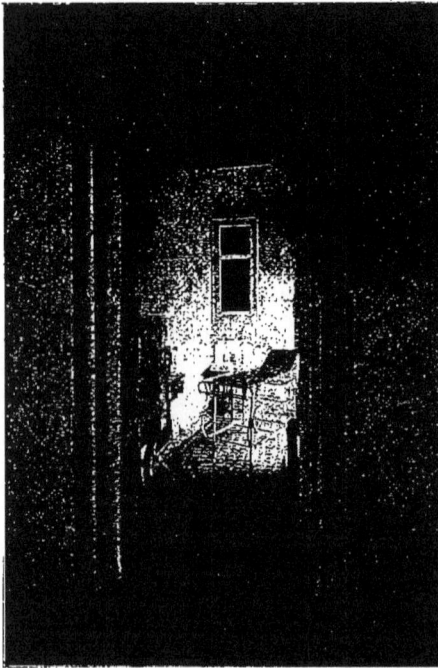

Ici encore, il faut éviter l'encombrement. Une petite salle servant à l'anesthésie peut contenir le chauffe-linge, le bouilleur à panier et pédale pour drains et instruments inprévus, un chauffé-linge, une armoire à instruments à construire dans l'épaisseur du mur. Elle contient aussi un lavabo à eau bouillie pour prévoir le cas de réparation des lavabos d'eau stérilisée.

La salle d'opération principale est éclairée par le plafond et par deux côtés. Si l'on veut que l'éclairage par le plafond soit efficace, il faut qu'il soit « très considérable ». Le meilleur revêtement pour le sol est, je le crois bien, la mosaïque de grès qui est absolument imperméable; elle est de plus très agréable à l'œil. Lavabos à pédale pour l'alimentation chaude ou froide, vidange par bonde siphoïde au genou. Il est bon d'avoir une ou deux prises de

Salle d'anesthésie

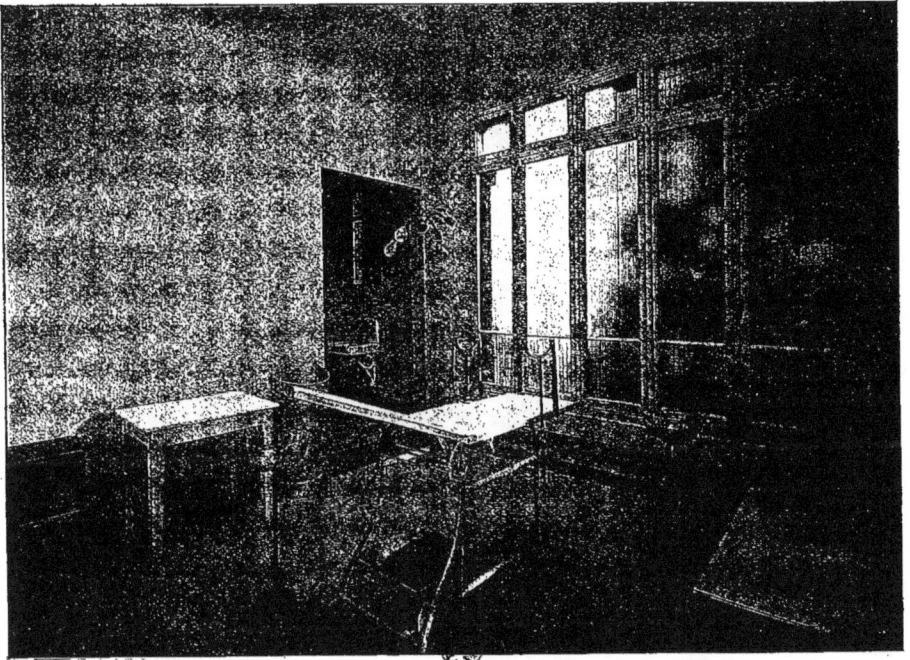

Salle d'opération (prise de l'angle opposé. — Les nécessités techniques ont obligé le photographe à obscurcir par des stores l'éclairage trop brutal).

courant électrique. En plus, éclairage électrique, mais il faut que
le mécanisme d'ascension et de descente des lampes soit au-dessus
du plafond vitré et pas dans la salle.

La salle d'opérations ou de pansements septiques est éclairée
par le plafond et par un côté. Inutile de dire que les lavabos sont
du même modèle pratique et le carrelage en mosaïque de grès.
Les deux salles ont chacune leur siphon d'évacuation d'eau. M. Le
Blanc m'a établi, sur ma demande, *une boîte à pansements* qui se
stérilise avec son contenu, se place sur un pied mobile lourd et
s'ouvre à pédale; c'est pratique.

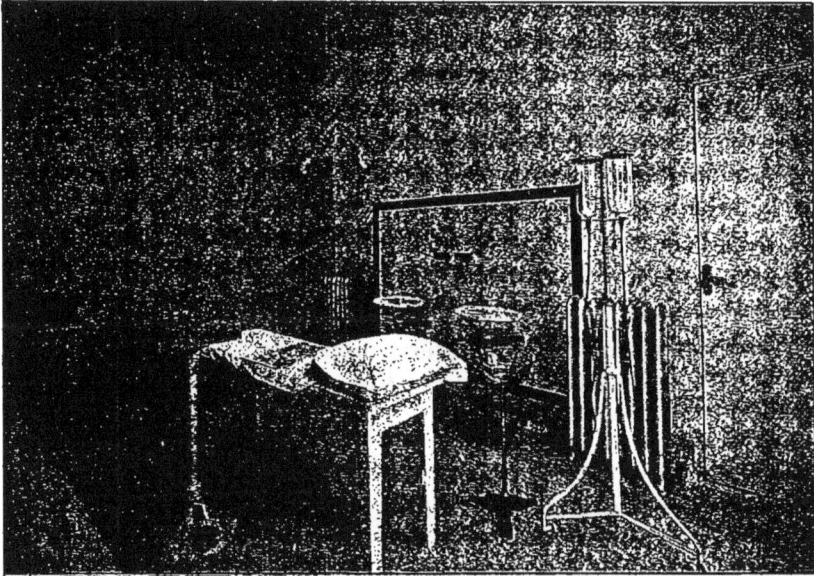

Salle septique

Je n'ai pas l'intention de donner ici une description de ces salles,
mais simplement d'indiquer les renseignements utiles. Je crois
inutile de recouvrir les murs de porcelaine : à moins de dimensions
bien restreintes on ne risque guère d'éclabousser les murs qu'au
voisinage des lavabos. Là c'est indispensable. Tout le reste est
ripoliné.

Le chauffage des salles est une question capitale. Il est assuré ici par une double disposition. Lorsque le calorifère est allumé : en hiver, la vapeur chauffe les salles comme elle chauffe les chambres, avec cette différence que dans les salles la surface de chauffé des radiateurs permet d'atteindre 28°. Mais quand la température est assez élevée pour que la chaudière à vapeur ne fonctionne pas, les salles peuvent être seules chauffées, elles le sont par la vapeur de la chaudière de stérilisation d'eau. Le seul inconvénient, c'est que, cette chaudière étant nécessairement plus élevée que les salles d'opérations, il n'y a pas de retour de vapeur, celle-ci est perdue après avoir été condensée dans des purgeurs. Ceci serait peu pratique donc comme chauffage général, mais l'est tout à fait comme chauffage de salle. Un injecteur Giffard remédie à cette perte. Un monte-charge permet de conduire les malades en chariot de leur lit à la salle d'opération.

Tout le mécanisme des lavabos est situé en dehors des salles d'opération; un petit système à coulisse empêche toute communication à la faveur des pédales de lavabos.

Les portes du quartier opératoire sont toutes en tôle ripolinée. Il est impossible avec des portes en bois ripolinées de ne pas avoir des fissures à cause des variations de température. Les portes tôlées donnent toujours une surface parfaitement unie.

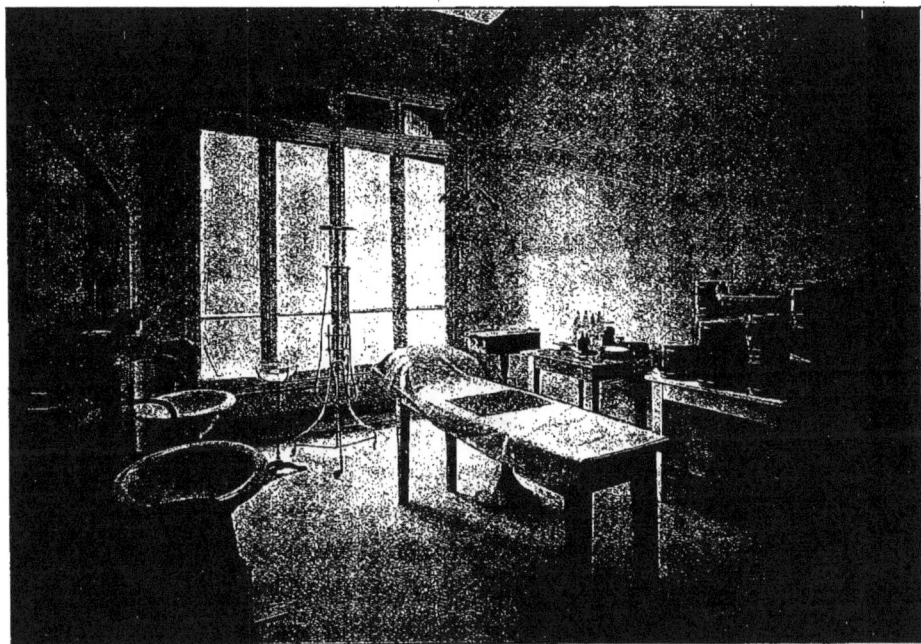

Salle d'opérations septiques (vue de la porte).

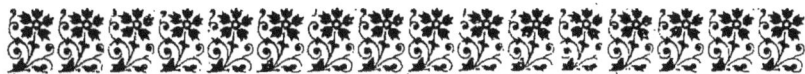

Salle des Appareils

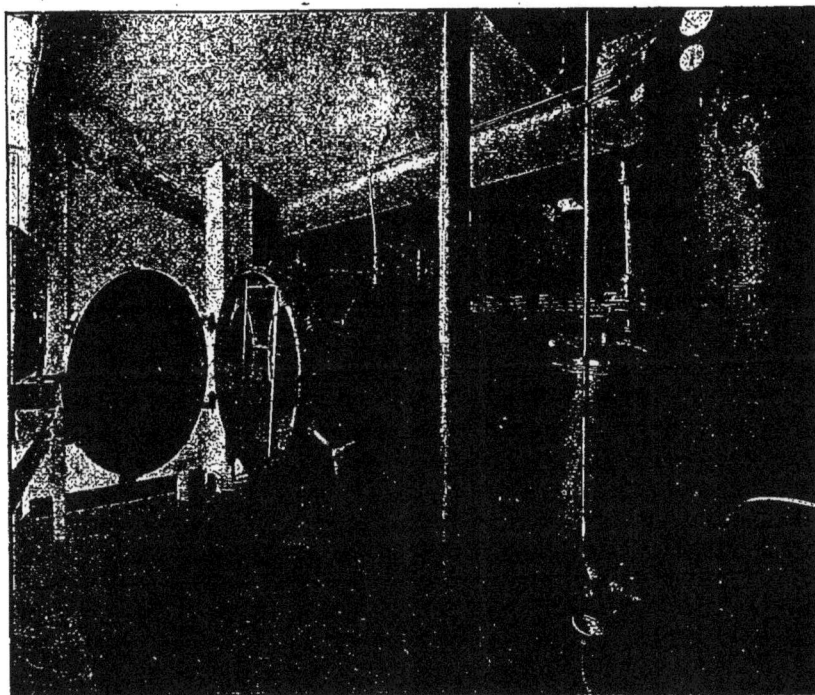

Salle de stérilisation (vue de l'entrée).

Il y a un avantage évident à grouper tous les appareils de stérilisation ; avantage à les éloigner des malades à cause du bruit qu'ils font quelquefois. Pourtant, en pratique, il faut en distraire l'installation de bains, les chauffe-bains instantanés étant perfectionnés autant que la chose peut l'être. La chaudière pour le chauffage à la vapeur à basse pression doit se trouver de son côté au sous-sol.

L'organisation complète de la stérilisation doit comprendre :

1° *La stérilisation de l'eau ;*

2° *La stérilisation des objets de pansements par l'autoclave ;*

3° *La stérilisation des instruments par le Poupinel ;*

4° *Une étuve pour la désinfection de la literie.*

C'est l'étuve pour la stérilisation de la literie qui nécessite la plus grande quantité de vapeur. Pour faire facilement la désinfection d'une literie complète, il faut une chaudière de 2 mètres carrés de surface de chauffe, ce qui est considérable.

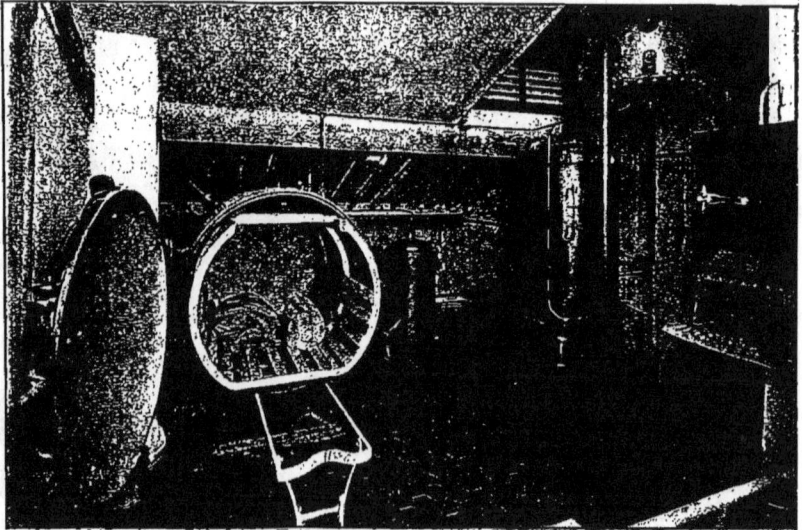

Salle d'appareils

La vapeur de cette chaudière, timbrée à 3 kilos, peut, suivant la direction déterminée par les manettes, se diriger soit vers l'*étuve*, soit vers les *radiateurs* des salles d'opération, soit vers l'autoclave pour les objets de pansements, soit vers le *bouilleur* d'eau, soit vers le *stérilisateur* d'eau.

L'autoclave et le bouilleur d'eau peuvent être chauffés *directement* par une rampe à gaz, si l'allumage de la grande chaudière ne se trouve pas nécessaire.

Le stérilisateur d'eau contient 100 litres d'eau traversés par un serpentin où circule la vapeur. Elle est stérilisée à 125°. De ce réservoir, des tubulures en cuivre la conduisent aux quatre lavabos des salles d'opérations et de pansements. Cette stérilisation se fait toujours d'avance, au plus tard la veille d'une intervention, de manière à avoir de l'eau stérilisée froide ; suivant le jeu de la pédale des lavabos, une partie de cette eau déjà stérilisée est susceptible de traverser des lentilles réchauffantes. Le même mouvement qui y dirige l'eau allume une rampe à gaz ; l'eau sort bouillante. Il y a quatre lentilles correspondant aux quatre lavabos. Il n'arrive aux lavabos *que de l'eau stérilisée* exclusivement.

Le bouilleur d'eau, beaucoup plus simple, ne chauffe l'eau que jusqu'à la température d'ébullition. De là, elle est distribuée dans les divers cabinets de toilette et lavabos. On peut donc avoir dans chaque chambre de l'eau bouillie pour un pansement.

L'autoclave destiné à la stérilisation de la gaze et du coton est du modèle permettant le desséchage des boîtes par la détente de la vapeur. Il est construit de telle façon, que les boîtes percées de trous, ont 8 centimètres environ de vide à leur pourtour, ce qui favorise la circulation de la vapeur.

L'étuve fonctionne suivant les mêmes principes. Elle contient un chariot roulant sur rails, qui permet sa charge et sa décharge sans aucune gêne.

Le Poupinel, avec régulateur à mercure, est réglé à 150°.

Malgré l'importance considérable de ces appareils et la complication apparente de leur maniement, un mécanicien n'est pas nécessaire et une infirmière peut se mettre au courant. La stérilisation complète, eau, autoclave, étuve, demande environ quatre heures. Tout est stérilisé à la Clinique, sauf le catgut jusqu'à présent ; je compte faire stériliser désormais même le catgut.

Tous ces appareils sont robustes et pratiques, c'est de la chaudronnerie industrielle. Seul le rechauffage de l'eau par lentilles devrait être simplifié. L'ensemble est complet, il ne m'a jamais déçu.

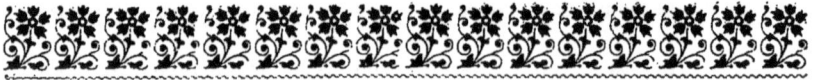

Fonctionnement de la Clinique

L'organisation que nous préconisons est la suivante, dont chacun comprendra les avantages :

Le côté matériel de l'hospitalisation des malades regarde uniquement la directrice de la Clinique, le chirurgien ne s'en occupe nullement ; il prescrit, établit les régimes, surveille tout au point de vue hygiénique, mais n'intervient nullement et à aucun titre dans les conditions matérielles. La Clinique représente pour lui un capital perdu, mais n'est pas non plus l'occasion de frais de fonctionnement.

Par contre, le chirurgien, qui est propriétaire absolu de sa maison et de ce qu'elle contient, est seul juge de l'entrée des malades, de la durée de leur séjour, de leur sortie, de l'admission de la famille ou des visites.

Cette séparation des pouvoirs est la chose du monde la plus heureuse. C'est à cette seule condition que certains d'entre nous consentiraient à fonder une maison d'opération. Elle décharge le chirurgien de soucis difficilement compatibles avec l'exercice de sa profession.

Le chirurgien ignore donc les catégories de malades que la directrice peut établir.

Depuis un an et demi que la Clinique fonctionne, j'ai pu constater que ce système était vraiment bon. Une directrice n'ayant pas de loyer à supporter peut traiter ses pensionnaires avec un plus grand confortable.

Ne sont reçus à la Clinique que les malades ayant vraisemblablement besoin de soins chirurgicaux.

Des malades du dehors peuvent y être pansés et même opérés ; dans ce cas, ils n'y font qu'un séjour de quelques heures.

Cette organisation suppose, bien entendu, une directrice un peu exceptionnelle.

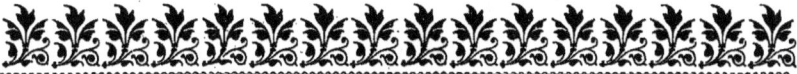

CONCLUSIONS

Le chirurgien qui demande à son malade d'abandonner son chez soi et de venir faire dans une Clinique un séjour qu'il redoute, s'impose par cela même des devoirs.

Non seulement il doit mettre à sa disposition un matériel de stérilisation, d'une sécurité absolue, un matériel général dont il serait impossible au malade de se procurer l'analogue, un personnel expémenté et dévoué, mais encore il doit s'efforcer, au point de vue psychique, de rendre ce séjour aussi sympathique que possible ; que l'ensemble de l'habitation soit gai, clair ; que la vie y soit agréable et reposante ; que le malade puisse, en partant, vous dire cette phrase, dont nous avons la très douce habitude : « Jamais je n'aurais pu être soigné chez moi comme je l'ai été ici. »

C'est cela qui légitime, qui nécessite l'installation d'une Clinique. C'est pour cela que le chirurgien doit s'y résigner.

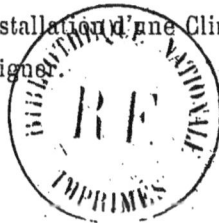

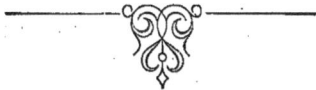

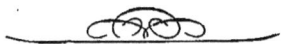

MARSEILLE. — IMPRIMERIE MARSEILLAISE, RUE SAINTE, 39.

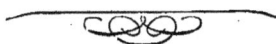

www.ingramcontent.com/pod-product-compliance
Lightning Source LLC
Chambersburg PA
CBHW071428200326
41520CB00014B/3616